NCP

北京科技大学能源与环境工程学院　环境暴露与健康研究中心
中国环境科学研究院　环境基准与风险评估国家重点实验室　编

普通大众人群

PUTONG
DAZHONG RENQUN

新型冠状病毒肺炎
暴露风险防范手册

XINXING GUANZHUANG BINGDU FEIYAN
BAOLU FENGXIAN FANGFAN SHOUCE

U0252048

中国环境出版集团·北京

图书在版编目（CIP）数据

新型冠状病毒肺炎暴露风险防范手册.普通大众人群/北京科技大学能源与环境工程学院环境暴露与健康研究中心，中国环境科学研究院环境基准与风险评估国家重点实验室编.--北京：中国环境出版集团，2020.2

ISBN 978-7-5111-4305-1

Ⅰ.①新… Ⅱ.①北…②中… Ⅲ.①日冕形病毒－病毒病－肺炎－预防（卫生）－手册 Ⅳ.① R563.101-62

中国版本图书馆 CIP 数据核字 (2020) 第 024219 号

出 版 人　武德凯
责任编辑　赵惠芬
责任校对　任　丽
装帧设计　彭　杉

出版发行　**中国环境出版集团**
　　　　　（100062 北京市东城区广渠门内大街 16 号）
　　　　　网　　　址：http://www.cesp.com.cn
　　　　　电子邮箱：bjgl@cesp.com.cn
　　　　　联系电话：010-67112765（编辑管理部）
　　　　　发行热线：010-67125803，010-67113405（传真）
印　　刷　北京中科印刷有限公司
经　　销　各地新华书店
版　　次　2020 年 2 月第 1 版
印　　次　2020 年 2 月第 1 次印刷
开　　本　880×1230 1/32
印　　张　2.25
字　　数　50 千字
定　　价　8.00 元

编写人员

编写单位

北京科技大学能源与环境工程学院 环境暴露与健康研究中心

中国环境科学研究院 环境基准与风险评估国家重点实验室

丛书主编

段小丽 赵晓丽

分册主编

陈 星 李 赛 段小丽 赵晓丽

编写组成员（以姓氏笔画为序）

马 瑾 王 颖 王贝贝 邢 奕 李 赛 李子富

陈 星 金小伟 郑方圆 赵晓丽 段小丽 姜 楠

秦 宁 徐 建 徐翔宇 郭 倩 曹素珍 常 江

董春阳 谢牧星 霍守亮 穆云松

前 言

2019 年 12 月，武汉市发生聚集性不明原因肺炎病例，随着疫情在全国范围内的发展和扩大，经全基因组测序确认为"新型冠状病毒"，世界卫生组织将其命名为"COVID-19"。人感染了新型冠状病毒后常见体征有：呼吸道症状（包括咳嗽、气促、呼吸困难）、消化道症状及全身症状（如乏力）。在较严重病例中，感染可导致肺炎、严重呼吸道感染、呼吸衰竭，甚至死亡。

新型冠状病毒肺炎疫情的快速传播引起了党中央和国务院高度重视，国家多部门出台举措合力防控新型冠状病毒肺炎。习近平总书记对新型冠状病毒肺炎疫情作出重要指示，强调要把人民群众的生命安全和身体健康放在第一位，坚决遏制疫情蔓延势头。面对返程高峰和疫情发展形势，当前进入了疫情防控的攻坚期和关键期，各行各业的人们积极响应，个人更应当从自我防护做起，共同打赢疫情防控阻击战。

暴露科学是环境与健康领域的新兴学科，主要研究人体暴露污染物的特征和有关理论方法学。随着当前非靶向分析技术和大数据等技术的发展，对环境暴露因素的监测已经从"管中窥豹式"发展成为"全景式"，暴露组学应运而生，关注人体从出生开始的整个生命周期中对化学性、物理性和生物性因素的暴露以及自身行为因素，可以更全面系统地了解人的环境暴露特征，有针对性地进行健康风险防控。暴露组学也被认为是 21 世纪破解疾病之谜的主要切入点。北京科技大学环境暴露与健康研究中心紧密围绕"暴露科学和暴露组学"，以"减少暴露，改善健康"为宗旨，在暴露行为模式、暴露测量、环境健康风险评估与管理相关标准及政策等方面深入开展了前瞻性、系统性的研究工作。该中心负责人段小丽教授于"十二五"期间在环境保护部（现生态环境部）的支持之下，牵头组织开展了我国首次全国范围内大规模的"中国人群环境暴露行为模式研究"，编制了首套《中国人群暴露参数手册》（成人卷）（儿童卷 0 ～ 5 岁）（儿童卷 6 ～ 17 岁），主编了《暴露参数调查技术规范》（HJ 877—2017）、《暴露参数调查基本数据集》（HJ 968—2019）等国家标准，"区域环境污染人群暴露风险防控技术及其应用"技术成果获得"2018 年国家科学技术进步奖二等奖"，为我国环境暴露评价和健康风险防范提供了重要的科技支撑。中国环境科学研究院环境基准与风险评估国家重点实验室是我国生态环境系统唯一的国家重点实验室，也是我国生态环境领域为数不多的重点实验室之一，于 2011 年获科技部批准建设，2014 年通过验收。中国环境科学研究院环境基准与风险评估国家重点实验室紧密围绕国家生态文明建设和污染防治攻坚战的战略目标，面向国际科技前沿，在环境质量演变、环境基准和风险评估新理论、新技术以及管理支撑关键技术等方面开展创新研究，形成目标导向型的基础研究特色，为生态环境保护精准化管理和环境风险管控提供有力支撑。

北京科技大学环境暴露与健康研究中心与中国环境科学研究院环境基准与风险评估国家重点实验室联合，根据国务院应对新型冠状病毒肺炎疫情联防联控机制印发的《新型冠状病毒感染不同风险人群防护指南》，广泛搜集资料，经过深入的研究和悉心的整理，组织编写了《新型冠状病毒肺炎暴露风险防范手册》（以下简称《手册》）（系列），涉及环保相关从业人员、高等院校学生和教职工、特殊从业人员以及普通大众人群等。希望通过本《手册》能够提高不同从业人员对新型冠状病毒肺炎的认知，更有针对性地对不同的暴露行为予以指导，提高自我防护意识和防护水平。

本册为普通大众人群分册。包括七大部分的内容：第一部分是居家篇，对普通大众在居家期间可能的典型暴露场景、暴露行为模式提出防范措施；第二部分是外出购物及公共场所篇，针对普通大众出行时可能的暴露行为模式提供了建议；第三部分是乘坐交通工具篇，第四部分是长途旅行篇，具体说明了公众在旅行、乘坐交通工具时的相关注意事项；第五篇是特殊人群防护篇，针对老年人、儿童、孕妇等特殊群体提供了相应的防范措施；第六部分是个体防护通用篇，是针对个人防护、运动饮食等方面的基本防护知识；以及附录基本知识篇，介绍了新型冠状病毒肺炎的特征、传播途径、流行趋势等。希望本《手册》能够为普通大众个体防护提供参考，全力迎战疫情！

在《手册》的编写过程中，得到了国内多位专家的指导，包括来自中国环境科学研究院的吴丰昌院士、来自中国疾病预防控制中心的杨功焕研究员、来自中国疾病预防控制中心的白雪涛研究员、来自中国疾病预防控制中心的徐东群研究员、来自北京大学医学部的潘小川教授和来自中国医学科学院基础医学研究所的许群教授，插图绘制得到了廊坊蜂海科技有限公司的支持，在此表示衷心的感谢。

由于时间仓促，难免有错误和不足之处，敬请谅解和批评指正，如有问题，烦请与作者联系（jasmine@ustb.edu.cn）。

编写组

2020 年 2 月 3 日

目 录

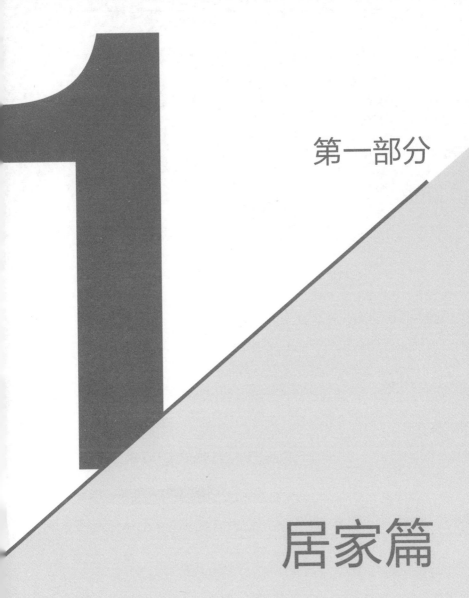

1

第一部分

居家篇

在全民抗击新型冠状病毒肺炎的关键时期，居家隔离、减少外出、保持个人卫生是阻止病毒传播蔓延的重要方法。科学合理地进行居家隔离，需要把握好科学饮食、合理锻炼和保持良好的卫生习惯三个方面。广大居民在居家做好防控的同时，要保持一个良好的身体和心理状态。居家期间，进行正确的消毒防护，也是每个人都应该掌握的技能。

1. 如何保持室内空气流通？

做好通风和清洁，房间应每日开窗通风，上下午各 1 次，每次通风 30 分钟以上，可选择阳光充足的时段进行，保持室内空气清新。保证空调系统或排气扇运转正常，定期清洗空调滤网，加强开窗通风换气。

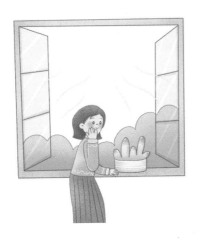
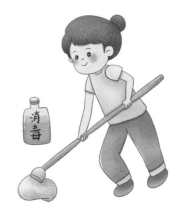

2. 居家如何消毒？

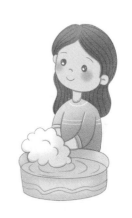

如果只是居家不外出，家中没有陌生人进屋，没有从疫区回来的亲戚朋友到访，没有病人或者不舒服的人，建议可以不用或少用消毒剂，家中常通风、勤洗手，做好日常清洁即可，过度使用消毒剂一方面会形成污染；另一方面对身体健康也会产生不利影响。若需要消毒时，可注意以下几方面：

- 做好居家物体表面的消毒防护，如门把手、地面、桌面、家具、电话机、开关、洗手盆、水龙头等物体表面，每天用清水擦拭 1～2 次，每周配制浓度为 250～500 毫克/升含氯消毒液进行擦拭，消毒 30 分钟左右，再用清水擦拭，去除残留消毒剂。

- 毛巾、衣物等织物可使用 250 毫克/升含氯消毒液浸泡 15～30 分钟后再进行常规清洗；毛巾等纯棉物品可以采取煮沸方式消毒；牙刷、口杯等用具应个人专用并保持清洁；手机、键盘、钥匙等可用 75% 医用酒精擦拭消毒。被褥常晒，被套、枕套、枕巾每周洗涤一次。

- 水杯、餐具等用具，洗干净后，煮沸或流通蒸汽消毒 15 分钟，或参照说明书使用消毒碗柜进行消毒。

- 做好马桶和下水道等的消毒工作。冲马桶时，最好将马桶盖盖着冲。因为部分老式马桶冲水时，很容易将细菌、病毒溅起来进入空气，再经过换气扇排到外面。洗手池、马桶用后冲洗干净，每周用 500 毫克/升含氯消毒液浸泡消毒一次，每次 30 分钟左右。

3. 居家如何保护自己和家人？

● 勤洗手，随时保持手部卫生，在从公共场所返回、咳嗽打喷嚏、准备食物、饭前便后、接触动物或处理动物粪便后，使用肥皂或洗手液流水洗手，或使用含有酒精的免洗洗手液洗手。

● 保持良好的呼吸道卫生，在咳嗽和打喷嚏时使用纸巾掩住口鼻，包好扔进垃圾桶里。如果没有纸巾，请弯曲手肘用衣物掩盖口鼻，防止飞沫传播。

● 尽量采用分餐进食，不使用公共餐具。尽量分散就餐，避免面对面，就餐期间尽量不要说话交谈。同时就餐前、后注意洗手。

● 主动做好个人与家庭成员的健康监测，自觉发热时要主动测量体温。家中有小孩的，要早晚摸小孩的额头，如有发热要为其测量体温。

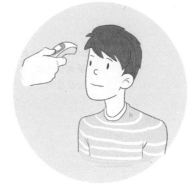

● 若出现发热、咳嗽、咽痛、胸闷、呼吸困难、乏力、恶心呕吐、腹泻、结膜炎、肌肉酸痛等可疑症状，应根据病情，及时与社区相关人员及当地疾病预防控制中心联系并到医疗机构就诊。

4. 家人出现可疑症状应采取何种措施?

做好隔离防护,并根据病情进展及时送其就诊。就诊时应避免使用公共交通工具。就诊时应主动告诉医生发病后的接触史,配合医生开展相关调查。患者的家庭成员应佩戴口罩,与无症状的其他家庭成员保持距离,避免传染。若家庭中有人被诊断为新型冠状病毒肺炎,其他家庭成员如判定为密切接触者,应接受 14 天医学观察。有症状的家庭成员就诊后,应对其活动空间和全部接触物品进行消毒。

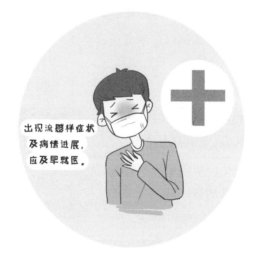

出现流感样症状及病情进展,应及早就医。

5. 疫情期间需要提前囤货吗?

为配合疫情防控需要,减少外出,不建议大家每天采购生活物资,不要囤积过多食品,尤其是易腐烂的新鲜果蔬。可根据各地的气候和物资情况,每次购买 2 ~ 3 天所需的果蔬,适量储备耐储存的瓜果和根茎类果蔬、冷冻肉类、速冻食品。

6. 居家期间做饭有哪些注意事项?

- 不接触活畜禽,同时肉、禽、蛋类必须烧熟煮透。
- 做好生熟分开,加工和盛放生的肉、水产品和蔬菜的砧板、刀具、盆、盘、碗等器具要与熟食的分开,使用完后要及时清洗消毒。
- 建议少制作凉拌菜,购买的散装酱卤肉等即食食品尽量一顿吃完,吃不完的应当热透再食用。

7. 居家期间就餐有哪些注意事项?

居家就餐时提倡"分餐制",尽量避免和其他家庭成员共用餐具,尤其疫情流行期间,要格外注意以防交叉感染;也可使用公筷,或每人有专用碗筷。就餐时分散就座,避免与他人面对面交谈,同时注意就餐前、后勤洗手,餐具要及时用开水或专门的餐具消毒剂消毒。

8. 如何正确收发快递?

建议疫情期间尽量减少不必要的快递。如果必须,争取能够到固定收发点进行快递的收发。如果必须要求快递上门服务,发送和接收时要注意保持一定距离,如有可能,不要与快递员面对面交接;与快递

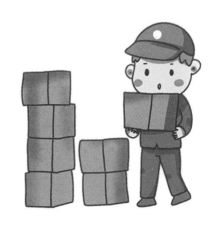

员接触前，戴好口罩，收到快递后，及时去除快递的外部包装，并且避免带到房间内。去除外部包装后，对快递的内部物品包装要用消毒湿巾、酒精棉等擦拭消毒。此外，要注意立即用消毒洗手液洗手后再去触碰其他地方。

9. 居家期间可以点外卖吗?

建议尽量在家烹饪。如通过外卖点餐，建议就近选择商家，减少递送员工作量，出门取外卖应当佩戴口罩。打开外卖包装后，应当先洗手再就餐。

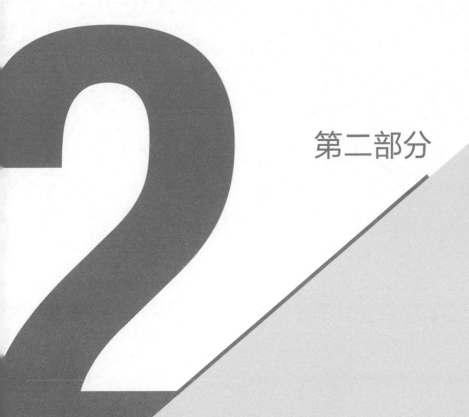

2

第二部分

外出购物
及公共场所篇

在疫情防控期间，居民应尽量减少外出购物次数与时间，避免去人群密集的公共场所，如果必须外出，进入公共场所一定要做好个人防护，正确佩戴口罩，如到农贸市场、超市等场所，要避开密集人群，与人接触保持距离；外出回家后，要勤洗手，衣物等随身物品可以使用含酒精消毒产品进行消毒或放在门外通风处，有效预防病毒和细菌。使用过的一次性口罩，严格按照有关规定处理，不随意丢弃。

10. 是否可以外出活动?

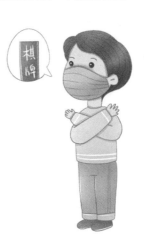

在疫情期间，避免走亲访友和聚餐活动，尽量待在家，避免到人员聚集的公共场所活动，尤其是相对封闭或空气流动性差的场所，例如公共浴池、温泉、影院、网吧、KTV、商场、车站、机场、码头和展览馆等。

11. 去哪些超市或市场采购更加安全?

当需要外出前往超市或市场采购时，建议选择符合以下条件的超市或市场进行采购：通过步行或骑车即可快速到达的、就近的市场或超市，避免前往需乘坐人流较大的公共交通工具才能抵达的市场或超市；选择已采取适当的疫情防控措施、人流较少不拥挤、物品充足、能一站式购买齐全的市场或超市。

12. 超市或生鲜市场购物如何做好个人防护？

- 尽量避免前往人群密集处购物。
- 尽量全程佩戴口罩，及时清洁手部。
- 避免直接接触生鲜家禽、市场里的垃圾和废水。
- 触摸家禽及其制品后用肥皂、洗手液等洗手或消毒。
- 避免用手摸眼睛、鼻和口。
- 生食和熟食要分开。
- 建议从家中携带购物袋，回家后购物袋应进行清洁处理。

13. 在餐厅或咖啡厅等公共场所就餐如何做好个人防护？

如非必要，不建议在公共场所就餐。特殊情况时，可选择购买方便食品带回就餐；必须在外就餐时，选择卫生、消毒条件良好，人员不密集，餐具有明显可见的有效消毒措施的餐厅。就餐前洗手清洁，用餐时与他人保持安全距离，快速就餐，减少交谈。

14. 在银行、邮局等其他公共场所如何做好个人防护？

进出公共场所必须佩戴口罩，配合银行、邮局等公共场所的防护要求，保持与他人的安全距离（1.5 米及以上），尽量选择可快捷办理的通道和方式，注意手部卫生。

15. 使用公共卫生间时如何做好个人防护？

　　公共卫生间中可能存在一定的接触传播。而且大家在使用公共卫生间期间难免会碰到衣服蹭到周围墙壁、接触到马桶圈等情况，这个时候就要格外做好洗手、衣物消毒等工作。尽量不使用公共卫生间，如特殊情况，进入公共卫生间前需要佩戴好口罩，使用后及时使用肥皂或洗手液流水洗手，或使用含有酒精的免洗洗手液彻底清洗双手之后方可使用手机等物品。

16. 高层建筑电梯间要注意什么？

- 位于较低楼层的居民建议选择人流较少的步行梯；
- 在乘坐电梯时，应当佩戴好口罩，尽量选择人员较少的电梯乘坐，避免乘坐拥挤、空气流通差的电梯；
- 在按电梯按钮时，有条件的情况下应当佩戴一次性手套进行触碰，或使用一次性纸巾或其他非直接接触的物品触碰电梯按钮。

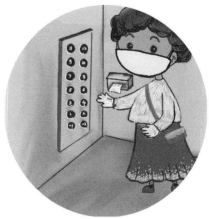

17. 出行回家后应当做好哪些防护措施？

回到家中摘掉口罩后首先要洗手消毒，建议用 75% 的酒精或消毒湿巾擦拭手机、钥匙、佩戴在外的装饰品等。出门穿的衣服、鞋可以放在门口，不要直接往身上大面积喷洒消毒液。

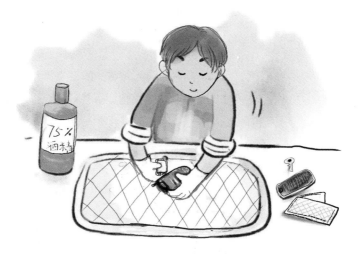

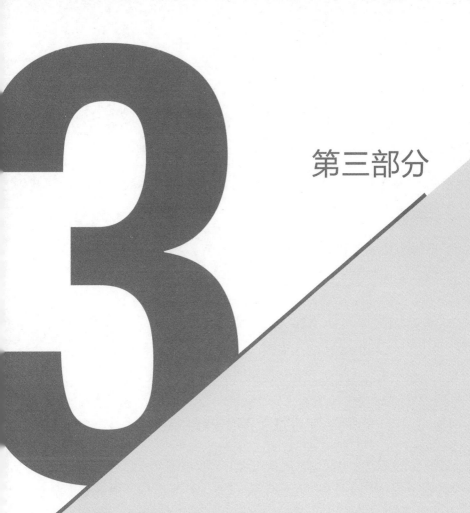

3

第三部分

乘坐交通工具篇

为有效阻止疫情蔓延，建议广大居民减少出行，确有刚性出行需求，应尽量选择步行或乘私家车出行。由于公共交通工具具有人流量大、人员复杂、密切接触可能性大等特点，乘坐公共交通工具如公交、地铁、出租车时要更加注意个人防护。

18. 外出使用交通工具如何做好个人防护?

上下班和外出乘坐交通工具时，全程规范佩戴口罩，途中尽量避免用手触摸公共物品，必要时可佩戴手套。尽可能与周围乘客保持距离（条件允许时应保持 1.5 米以上距离），避免近距离谈话。

19. 上下班通勤选择哪种交通工具?

建议选择步行、骑车或乘坐私家车，尽量避免乘坐公共交通工具。若必须乘坐公共交通工具，应全程佩戴口罩，并与其他人保持适当的距离（条件允许时应保持 1.5 米以上距离）。

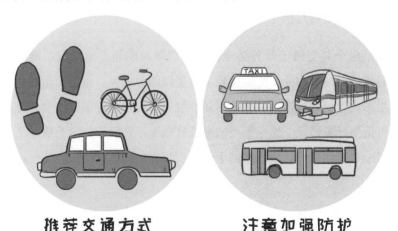

推荐交通方式　　　　注意加强防护

20. 步行或骑车时有哪些防护措施?

步行上班或出行时要注意与其他人保持安全距离（条件允许时应保持1.5米以上距离）。自行车的接触部位在使用前用酒精棉片消毒或佩戴手套。行人等红灯或过马路时也要注意保持安全防护距离，有序通行，避免拥挤。

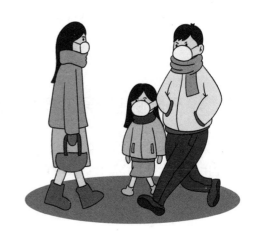

21. 乘坐出租车、公交车或地铁出行时如何做好个人防护?

乘坐公共交通工具务必全程佩戴口罩，中途不能摘取，途中尽量避免接触他人物品，空座位较多时建议隔位就座，保持安全距离。出租车内建议后排落座，车内不随意触摸，可以全程佩戴手套，行车时可适当开窗通风。途中想要咳嗽或打喷嚏，在没有口罩的情况下，应用纸巾捂住口鼻，或者弯曲手肘用衣物掩盖口鼻，防止飞沫传播。

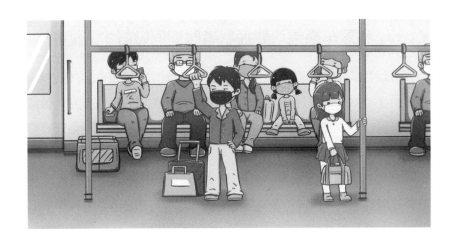

22. 公共交通工具上能否使用电子产品?

不建议在乘坐公共交通工具时使用手机等电子设备,如若必须使用,使用前后建议用酒精棉片擦拭。

23. 乘坐私家车时如何做好个人防护?

乘坐私家车上下班或出行,到达公共停车场后建议佩戴口罩下车,如需通过地下停车场乘坐电梯,要注意手部卫生,乘梯时保持与其他人安全距离。司乘人员进入公共场所返回车辆后,建议先用消毒剂进行手部消毒。有亲友(身体健康状况不明)搭乘后,双方均要佩戴口罩及时开窗通风,并对车内相关物体表面进行消毒。

24. 私家车搭乘可疑症状者时如何做好个人防护?

可疑症状者(可疑症状包括发热、咳嗽、咽痛、胸闷、呼吸困难、乏力、恶心呕吐、腹泻、结膜炎、肌肉酸痛等)搭乘私家车时应佩戴医用外科口罩,必要时佩戴手套,与同车人员保持距离,不要开启空调内循环,适度开窗通风。患者下车后,应及时做好私家车的全方位消毒,包括座椅、方向盘、车把手、空调系统等,消毒剂建议选择过氧乙酸和二氧化氯等。消毒处理时发动汽车,并打开空调内循环。其他同乘者为密切接触者,应接受 14 天医学观察。

25. 私家车日常如何预防?

一般情况下,私家车无须消毒处理,处于空旷场所时,做好通风换气。冬天开窗通风时,注意车内外温差以防引起感冒。处于地下停车场等密闭环境,建议关闭车窗,打开空调内循环方式进行通风。

4

长途旅行篇

疫情当前，广大居民要尽量避免去往已有疫情的地区。乘坐火车、高铁、飞机等公共交通工具进行长途出行时，应严格做好个人防控，长途旅客要根据行程配备足够数量的口罩、酒精棉、手套等个人防护物品；旅途中减少与公共物品或设施的接触，尽量避免与他人谈话。自身不适的旅客应视情况取消长途旅行或错峰出行，以免在旅途中对其他旅客造成交叉感染等负面影响。

26. 长途旅行前需要做什么准备？

- 远距离出行人员，出行前应事先配备口罩、手套、便携式免洗洗手液、体温计等必要物品。

- 出行前，应当测量体温，若体温正常且无可疑症状（发热、咳嗽、咽痛、胸闷、呼吸困难、乏力、恶心呕吐、腹泻、结膜炎、肌肉酸痛等），可正常出行。若体温过高或出现可疑症状，建议居家休息和就地就医，待身体恢复后再启程。

27. 疫情期间可以乘坐飞机吗？

除非确有必要，建议旅客尽量减少出行、错峰出行。乘坐航班出行时，应全程做好个人防护。

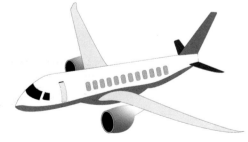

28. 乘坐飞机时应该注意什么?

- 全程佩戴好口罩,尽量使用 N95、KN95 或以上标准的口罩,也可使用医用外科口罩,口罩被污染或潮湿后要进行更换。
- 在机舱内或者机场内以及通程途中,不要和邻座或者陌生人过多攀谈。邻座如果有明显的咳嗽打喷嚏等症状,可联系乘务人员报告情况,请他们按照相关规定处理,必要时可沟通更换座位。

29. 个人防护物品是不是都可以携带上飞机?

口罩、护目镜、防护服等不会造成安全隐患的物品,携带乘机是没有限制的,比如医用口罩、N95 口罩、护目镜、普通防护服等。消毒剂和体温计等要按照机场规定确定是否可以随身携带。目前体温计的种类不同,携带乘机的要求也不同。水银体温计是不能随身携带的,只能办理托运,且必须将水银体温计放置在保护盒里。如果想携带体温计乘机出行,建议携带电子体温计,但要注意如果电子体温计含有锂电池,锂电池额定能量不超过 100 瓦特小时(Wh)或锂含量不超过 2 克,在做好防止短路措施的前提下,携带乘机是可以的。

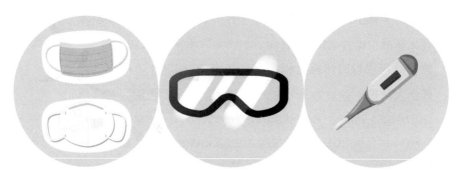

30. 乘坐火车、高铁、轮船时应该注意什么?

● 合理安排行程,除非确有必要,建议尽量减少出行、错峰出行。

● 进入车站或码头后,确保佩戴口罩(尽量使用 N95 或 KN95 或以上标准的口罩,也可使用一次性医用外科口罩)。主动配合相关工作人员做好体温检测,缩短在候车室或码头的停留时间。到达目的地后应尽快离开车站或码头。

● 保持手部卫生,旅途中建议佩戴手套。未戴手套时应减少接触公共物品和设施,勤洗手。就餐前应洗手,洗手时用洗手液(或香皂)流水清洗,或者使用免洗洗手液。不确定手部是否清洁时,避免用手接触口鼻眼。打喷嚏或咳嗽时,用纸巾或手肘衣服遮住口鼻。

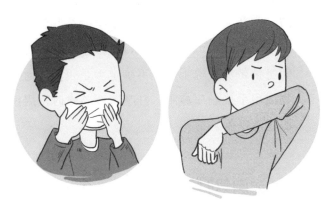

正确打喷嚏方法

● 旅途中做好健康监测与管理。自觉发热时要主动测量体温。发现身边出现可疑症状人员，及时报告，若旅途中出现可疑症状，应与他人保持距离，视病情及时就医，就医时应主动告知医生自己的疾病史和旅行居住史，以及发病后的活动轨迹和接触史，配合医生开展相关调查。

31. 乘坐长途客车时应该注意什么？

● 乘坐长途客车时，建议隔位而坐，分散而坐，同时建议长途汽车隔 2 个小时到休息区休息。

● 尽量保持开窗自然通风，由于客车环境相对比较封闭，若需开空调，要适当调整空调换风的功率，同时还要增加换气的次数。

● 减少与他人的肢体接触，减少接触公共物品和设施，如有必要，旅途中可全程佩戴口罩或手套。进食前应洗手，可随身携带免洗洗手液。不确定手是否清洁时，避免接触食物或用手接触口鼻眼。打喷嚏或咳嗽时，用纸巾或手肘衣服遮住口鼻。

32. 长途自驾时应该注意什么？

● 自驾途中做好通风，良好的通风能够迅速降低病毒浓度，降低人体感染的风险，因此，车门玻璃、天窗玻璃适当开启，保持车内空气流通。

- 遇有雨雪天气，需要全部关闭玻璃时，应打开空调，采用外循环模式，如果外界疫情环境复杂或车辆处于密闭空间（如地下停车场内），短时期可切换为内循环模式，并尽快驶离。
- 注意车辆消毒，避免接触传染。在车内条件下，冠状病毒在玻璃、塑料、针织面料及无纺布等汽车零部件表面上存活，推荐采用 75% 酒精消毒液擦拭消毒，但使用时要注意不要有明火。
- 同时，做好个人防护，戴好口罩，有可能的话，尽量减少同乘人员。

33. 长途旅行途中有什么注意事项？

- 旅行途中，尽量减少与他人的近距离接触，在人员密集的公共交通场所和乘坐交通工具时要佩戴医用外科口罩或 N95/KN95 及以上颗粒物防护口罩。口罩在变形、弄湿或弄脏导致防护性能降低时需及时更换。
- 旅途中尽可能避免进食，如果一定要进食，务必先清洗双手，避免用手直接接触食物；留意周围旅客健康状况，避免与可疑症状人员近距离接触；发现身边出现可疑症状人员，及时报告乘务人员，同时需妥善保存赶赴地公共交通票据信息，以备查询。

34. 长途旅行返回时需要注意什么?

若从疾病流行地区返回,应尽快到所在社区居民委员会、村民委员会进行登记并进行医学观察,医学观察期限为离开疾病流行地区后 14 天。医学观察期间进行体温、体征等状况监测,尽量做到单独居住或居住在通风良好的单人房间,减少与家人的密切接触。若从非疾病流行地区返回,回到家后应立即更换衣物,清洗衣服后置于通风处晾干,并洗澡做好个人卫生。每天测量体温,如有异常,及时就医。

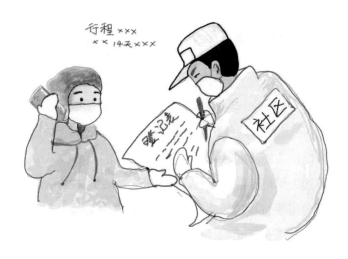

5

第五部分

特殊人群防护篇

老年人、儿童、孕妇以及有基础病的病患等特殊群体抵抗力较弱，在疫情流行期间需要格外注意防护。为了确保特殊人群在面对突如其来的疫情时不过度恐慌、科学防护、降低感染风险，应从居家卫生习惯、饮食、运动、出行等不同方面科学防护，多措并举，扣好特殊人群防疫安全带。

35. 老年人如何做好个人防护措施？

- 确保老年人掌握预防新型冠状病毒肺炎的个人防护措施、手部卫生要求、卫生和健康习惯，避免共用个人物品，注意通风，落实消毒措施。倡导老人养成经常洗手的好习惯。

- 尽量居家活动，不串门，减少与外人接触。可选择在家中做广播体操等简单的方式，加强锻炼，维持身体健康。避免参加室内外群体活动，比如广场舞、打麻将、聚会等活动。

- 如必须外出，离开家前要佩戴好口罩，戴一次性医用口罩即可，另外建议佩戴手套。回家后脱手套、口罩，立刻洗手。

- 备齐老人的常用药，按时服药。原则上尽可能少去或不去医院，如果必须去就医，应该尽量选择离家近，能满足诊疗需求且人比较少的医院。只做必须的、急需的医疗检查和医疗操作。如果可以选择就诊科室，尽量避开发热门诊、急诊等。

- 老人应每天监测体温，若体温过高或出现发热、咳嗽、咽痛、胸闷、呼吸困难、乏力、恶心呕吐、腹泻、结膜炎、肌肉酸痛等可疑症状时，应采取以下措施：

  ▲ 自我隔离，避免与其他人员近距离接触；

  ▲ 由医护人员对其健康状况进行评估，视病情状况送至医

疗机构就诊，送医途中应佩戴医用外科口罩，尽量避免乘坐公共交通工具；

▲ 若在无有效防护措施的前提下与可疑症状者曾密切接触，应立即登记，并进行医学观察；

▲ 减少不必要的聚会、聚餐等群体性活动，不安排集中用餐；

▲ 若出现可疑症状的老人被确诊为新型冠状病毒肺炎，其密切接触者应接受 14 天医学观察。病人离开后（如住院、死亡等），应及时对住所进行终末消毒。具体消毒方式由当地疾控机构的专业人员或具有资质的第三方机构操作或指导。没有消毒前，该住所不建议使用。

36. 儿童如何做好个人防护？

● 不要去人多的地方，不参加聚会；外出时尽量不乘坐公共交通工具，尽可能远离其他人（保持 1.5 米以上距离）。一定要戴上口罩，不随便触摸外面的物品，不用手揉眼睛、口、鼻。回到家中要立刻洗手。

● 作息规律，健康饮食。饭前便后认真洗手，在家适当做体育运动。居室保持清洁，每日定时通风，保持空气清新，温度适宜。

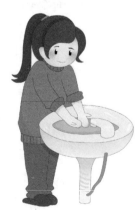

● 养成打喷嚏或咳嗽时用纸巾或袖肘遮住嘴巴、鼻子的习惯。

● 如果有发烧、生病的情况，一定在做好防护措施的前提下（佩戴口罩、注意保暖）及时去医院就医。

37. 孕妇如何做好个人防护?

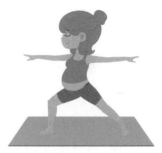

- 尽可能减少外出,必须出门时,孕妇和陪伴的家人必须戴好口罩,最好携带一些酒精棉片或消毒湿巾以便在不方便洗手时擦拭双手。尽可能缩短外出时间,不要去人群聚集的场所,减少与其他人接触,例如避免与人长时间攀谈或是上门做客。回到家后,外衣需挂在通风处,认真洗手(包括双手、手腕和上臂)和洗脸(包括耳鼻口)。

- 按照医生的建议适时产检,特别是一些重要检查的孕周,戴好口罩,认真做好防护后前往医院产检。

- 学会自我监护,一旦出现了胎动异常、腹痛、流血、流水、甚至胸闷、心慌等不适,要及时就医。如果孕妇出现了发烧、鼻塞、咳嗽等症状,先不要惊慌,毕竟现在处于冬春季上呼吸道感染高发时期,如果的确存在与较多人接触的情况,应做好防护到医院的发热门诊,接受排查诊治。

- 规划好自己每天的生活作息,切不可晚睡晚起,贪食不动。保证良好的营养状况,增强抵抗力,减少孕期并发症或综合征的发生。在家中可以适当地进行冥想、瑜伽,听音乐,看书等活动,有助于孕妇心情的稳定。

38. 慢性病患者如何做好个人防护?

与普通人群相比,慢性病患者若感染病毒,会相对加快病情进展,具有更大的死亡风险,因此需要格外加强自我防护。

- 谨遵医嘱治疗和管理已有的慢性病。备齐药物、按时服药，如高血压患者应每天测量血压，糖尿病患者应自我监测血糖和血压等，密切观察所患慢性病的症状变化和病情进展，加强与医生的联系。

- 保持健康生活方式，合理膳食，少油少盐。多吃蔬菜水果，不食用野生动物（即野味）；适量运动，提高自身免疫力，一般建议每周 5 ～ 7 天、每天 30 分钟以上中等强度的运动；戒烟戒酒；做好心理调适，正确看待疫情，多陪伴家人。

- 减少聚集性活动，避免去人员密集地方。如若外出须全程佩戴口罩。

- 保持手部卫生，减少触摸公共场所的公共物品和设施，必要时须佩戴手套；从公共场所返回、饭前便后，用洗手液或香皂流水洗手；打喷嚏或咳嗽时，不用手捂，用手肘衣服遮住口鼻。

- 保持良好卫生习惯，居家勤开窗，经常通风；家庭成员不共用毛巾，保持家居、餐具清洁，勤洗勤晒衣被；不随地吐痰，口鼻分泌物用纸巾包好扔到有盖的垃圾箱内。

- 健康监测与就医。主动做好个人和家庭成员的健康监测，包括体温测量和症状观察；若出现发热、咳嗽、咽痛、胸闷、呼吸困难、乏力、恶心呕吐、腹泻、结膜炎、肌肉酸痛等可疑症状时，不要惊慌，立即告知社区医生，按要求到就近定点医疗机构及时就医。

- 原则上尽可能少去或不去医院，如需定期去医院检查，应该尽量选择离家近，能满足诊治需求且人比较少的医院。只做必需的、急需的医疗检查和医疗操作。如果可以选择就诊科室，尽量避开发热门诊、急诊等。

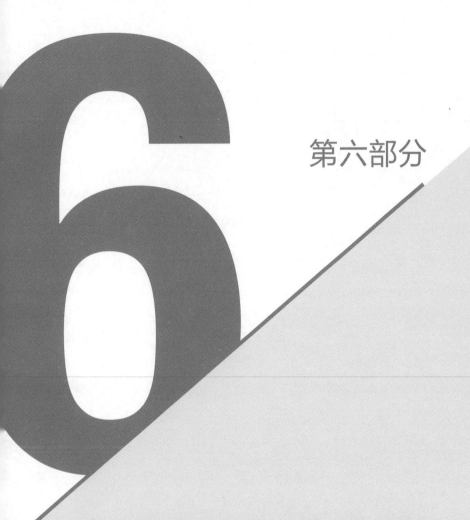

第六部分

个体防护措施篇

戴口罩、洗手、日常消毒等都是防止病毒传播的重要手段，为确保有效防止疾病传播，降低自身感染风险，广大居民在进行个体防护时，也需要正确掌握口罩、消毒剂的使用方法，正确洗手，同时疫情期间保持自我身心健康，科学防护，科学防疫。

口罩

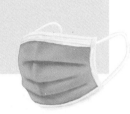

39. 如何正确选择口罩？

口罩的使用原则是不盲目使用，不过度防护。进入人员密集或密闭场所必须要佩戴口罩。

在非疫情高发地区，建议公众佩戴一次性医用口罩；疫情高发地区的公众建议佩戴医用外科口罩或防护型口罩。棉纱口罩对预防病毒感染无保护作用。有呼吸道基础疾病患者需在医生指导下使用防护口罩。年龄极小的婴幼儿不能戴口罩，以免引起窒息。在疫情流行期间，不同风险暴露人群应该选择合适的口罩类型，避免造成不必要的浪费。

表 1 不同口罩选择建议

口罩类型		产品标准	口罩用途	适用人群
一次性使用医用口罩		YY/T 0969	能够阻隔口腔和鼻腔呼出或吸入污染物，细菌过滤效率不小于95%，能在一定程度上预防呼吸道感染，但是无法防霾	适合低风险和较低风险人群如一般公众居家、出行时使用

口罩类型		产品标准	口罩用途	适用人群
医用外科口罩		YY 0469	为医护人员工作时所佩戴的口罩，对于细菌、病毒的抵抗能力较强，可用于预防流感、呼吸系统疾病的传播	适合中等风险人群如普通门诊、病房工作医护人员、从事与疫情相关的行政管理、警务、安保、快递等从业人员使用
颗粒物防护口罩		GB 2626 或 NIOSH 42CFR Part 84	能够防护空气中悬浮的各类颗粒物的空气污染物，给佩戴者提供呼吸防护	适合中等风险人群使用，也适合现场流行病学调查人员等使用（但无血液透过性测试）；紧急情况下可作为医务防护口罩的补充，但对于手术室等有卫生学要求的区域不能使用；可防雾霾，但资源紧张时不推荐公众过度使用
医用防护口罩		GB 19083	可过滤空气中的微粒，阻隔飞沫、血液、体液、分泌物等的自吸过滤	适合较高风险和高风险人群如急诊工作医护人员、对密切接触人员开展流行病学调查的人员、疑似病例、发热门诊、隔离病房医护人员，隔离区服务人员（清洁、尸体处置等）以及确诊新型冠状病毒感染患者转移使用；资源紧张时不推荐公众过度使用
防护面具（加 P100 滤棉）		GB 2626 或 NIOSH 42CFR Part 84		适合高风险人群使用，级别高于医用防护口罩，建议用于确诊或疑似病例的气管插管、内镜等操作

40. 如何正确佩戴普通医用及医用外科口罩？

- 鼻夹侧朝上，深色面朝外（或褶皱朝下）。
- 上下拉开褶皱，使口罩覆盖口、鼻、下颌。
- 将双手指尖沿着鼻梁金属条，由中间至两边，慢慢向内按压，直至紧贴鼻梁。
- 适当调整，使口罩周边充分贴合面部。

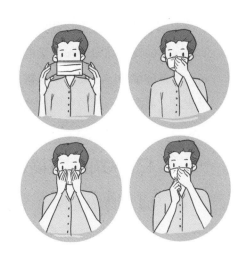

41. 如何正确佩戴 N95 口罩？

- 面向口罩无鼻夹的一面，使鼻夹位于口罩上方。用手扶住口罩固定在面部，将口罩抵住下巴。
- 将上方头带拉过头顶，置于头顶上方。
- 将下方头带拉过头顶，置于颈后耳朵下方。
- 将双手手指置于金属鼻夹中部，一边向内按压一边顺着鼻夹两侧移动指尖，直至将鼻夹完全按压成鼻梁形状为止。仅用单手捏口罩鼻夹可能会影响口罩的密合性。
- 使用者必须检查口罩与脸部的密合性。

42. 口罩是否可以重复使用?

原则上来讲,一般不建议重复使用口罩。但是在口罩供给不足的情况下,确认口罩未被污染的前提下,可以将使用过的口罩放于清洁、透气环境中,不要用手触碰内侧,最大程度减少交叉污染。在口罩变形、弄湿或弄脏导致防护性能降低时再进行更换。

43. 口罩使用后应该如何处理?

● 健康人群佩戴过的口罩,且未接触疑似病例或确认患者时,没有新型冠状病毒传播的风险,一般在口罩变形、弄湿或弄脏导致防护性能降低时更换。健康人群使用后的口罩,放在密封塑料袋里,然后消毒,按照生活垃圾分类的要求处理即可。

● 疑似病例或确诊患者佩戴的口罩,不可随意丢弃,应视作医疗废弃物,严格按照医疗废弃物有关流程处理,不得随意丢弃。

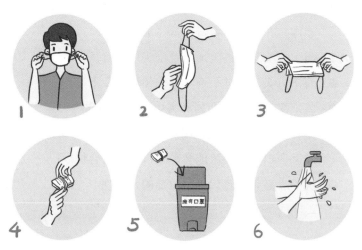

44. 口罩可以清洗、消毒吗？

普通口罩不能进行清洗、加热或消毒处理。清洗和消毒的方法通常会导致口罩的防护性能降低。对于全面或半面型防护面具，通常为可更换过滤元件，对这类呼吸器可依据产品使用说明进行清洗或消毒，但不允许清洗过滤元件。

45. 带呼吸阀的口罩可否用于病毒防控？

健康人群可以佩戴，疑似病人和确诊病人不能佩戴。口罩的呼吸阀是单向阀门，佩戴有呼吸阀的口罩可阻止含有病毒的飞沫吸入，从而保护佩戴者；但疑似病人和确诊病人佩戴就会变成行走的传染源，开启的呼吸阀可能将病人含有病毒的飞沫排出。

46. 儿童可以佩戴成人口罩吗？

不建议儿童佩戴具有密合性要求的成人口罩，因儿童的脸型较小，其脸部与成人口罩无法充分密合，边缘易泄漏。

手套

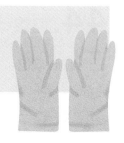

47. 是否需要佩戴手套？

疫情当前，民众现在已经知道戴口罩可以防止飞沫传播，勤洗手也有助于防止接触传播。但仅强调勤洗手是不够的，必要场合也需要佩戴手套。佩戴手套的重要性主要包括以下几方面：

- 如果有疑似症状，戴手套可以在极大程度上阻断因为触碰旁人或共用物品造成的病原体传播，尤其是在医院等公共场合，以及在家自我隔离或与家人接触时。
- 健康人群戴上手套则可以极为有效地保护自己，减少接触感染，也会减少手对口、鼻、眼的深度触碰。

48. 佩戴的手套种类有没有要求？

目前针对手套的种类没有特别要求。可以佩戴一次性手套，也可以佩戴普通针织、棉质手套，但手套若重复使用，需要保持清洁干燥，勤洗涤并在使用前后进行消毒。

护目镜

49. 普通大众是否需要佩戴护目镜?

医护人员由于直接接触发热病人，需要佩戴护目镜进行防护；普通民众如若不住院、不接触发热病人，暂不需要护目镜，用口罩或佩戴普通眼镜也可以防护。

洗手

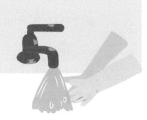

50. 洗手为什么很重要?

新型冠状病毒可能通过手部接触，再经揉眼睛、抠鼻、摸嘴巴等行为造成感染，所以勤洗手比戴口罩更为重要。正确洗手是预防腹泻和呼吸道感染的最有效措施之一。国家疾病预防控制中心等权威机构均推荐用洗手液和清水（流水）科学洗手。

51. 什么情况下需要洗手？

在咳嗽或打喷嚏后；在制备食品之前、期间和之后；吃饭前；上厕所后；手脏时；在接触他人或动物后；外出回来后；接触公共设施后。

52. 正确的洗手步骤是什么？

- 在流动水下淋湿双手；
- 取适量洗手液（肥皂）均匀涂抹整个手掌、手背、手指和指缝；
- 认真搓双手至少 15 秒，采用七步洗手法：内、外、夹、弓、大、立、腕 。
  - ▲ 内：洗手掌，流水湿润双手，涂抹洗手液（或肥皂），掌心相对，手指并拢相互揉搓；
  - ▲ 外：洗背侧指缝，手心对手背沿指缝相互揉搓，双手交换进行；
  - ▲ 夹：洗掌侧指缝，掌心相对，双手交叉沿指缝相互揉搓；
  - ▲ 弓：洗指背，弯曲各手指关节，半握拳把指背放在另一手掌心旋转揉搓，双手交换进行；
  - ▲ 大：洗拇指，一手握另一手大拇指旋转揉搓，双手交换进行；
  - ▲ 立：洗指尖，弯曲各手指关节，把指尖合拢在另一手掌心旋转揉搓，双手交换进行；
  - ▲ 腕：洗手腕、手臂，揉搓手腕、手臂，双手交换进行。
- 在流动水下彻底冲净双手。
- 擦干双手，取适量护手液护肤。

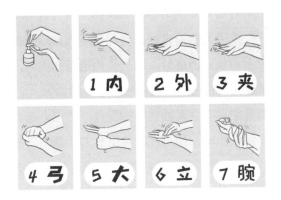

53. 只用自来水洗手可以吗?

只用自来水冲洗效果很有限。必须用抑菌洗手液、香皂或肥皂认真洗手并擦干,才可以达到除菌消毒的效果。

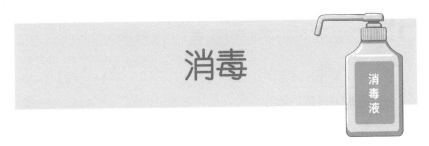

消毒

54. 居家消毒时有哪些注意事项?

● 喷洒含氯消毒剂有可能会刺激人体皮肤黏膜,不能也没有必要直接对人体或衣物进行喷洒消毒,如果是确诊或疑似病人,要实施早隔离早治疗。

● 酒精属易燃易爆品,不可将酒精用于大面积喷洒,也不建议使用酒精对衣物喷洒消毒，如果遇到明火或静电，可能发生燃烧；在使用酒精消毒时需要保证通风，远离高温物体，给电器表面和灶台消毒时，应先关闭电源和火源，待冷却后再用酒精擦拭；使用酒精消毒时严禁吸烟。

● 含氯消毒剂具有强腐蚀性和挥发性，浓度太高容易损伤人体健康和污染环境。预防性消毒推荐的含氯消毒液有效浓度为250～500毫克/升，且消毒后必须用清水再次清洁，避免腐蚀物品。同时消毒剂要放置在儿童不易触及的地方。

● 清洁洗手间马桶时，不能同时使用洁厕灵（一般都含有盐酸）与84消毒液等含氯消毒液，否则会引起化学反应，产生有毒气体（氯气），轻者可能引起咳嗽、胸闷等，重者可能出现呼吸困难，甚至死亡。清洁马桶时，可以先用洁厕灵刷一遍，用水冲干净后再用250～500毫克/升含氯消毒液冲洗。

55. 给私家车消毒时有哪些注意事项？

● 可以使用消毒纸巾、250～500毫克/升含氯消毒液或75%酒精等对座椅、方向盘、车门车窗、顶棚、仪表盘、地毯脚垫等经常接触的地方擦拭消毒，擦拭车辆后，需要打开车门车窗，对车辆进行半个小时左右的通风，方可继续使用。

● 消毒操作前戴好口罩、手套以免刺激皮肤；在使用含酒精消毒剂、含氯消毒剂给车辆消毒时，要避免皮面、金属部件长时间接触，消毒后要及时用清水抹布擦拭。

● 如家庭中有小孩、孕妇、老人等免疫力低下者时，慎用消毒剂，不要大面积喷洒消毒剂。

56. 什么是含氯消毒剂？

商店或超市贩卖的消毒液，有效成分是次氯酸钠、次氯酸钙、二氯异氰尿酸钠、三氯异氰尿酸钠、氯化磷酸三钠、二氯海因、次氯酸、氯胺和液氮等之一的，都是含氯消毒剂。要注意氯己定和二氧化氯不属于含氯消毒剂，这两种不能按含氯消毒剂的推荐使用剂量和时间使用。

57. 如何给手机等电子产品消毒？

手机或电脑等电子产品由于接触较频繁，因此也需要常消毒。建议在使用关机后用消毒湿巾或 75% 酒精棉擦拭消毒即可。

提高免疫力

58. 疫情期间是否应该进行体育锻炼？

虽然号召大家尽量居家，但是在家期间要避免久坐少动，要配合科学合理的体育健身，每天应该保持一定的运动量，可以适量选择原地大幅度摆臂慢跑、太极拳、八段锦等适量柔和运动方式，每天运动量以累积 1 ～ 2 个小时左右为宜。睡前也可以利用床垫或瑜伽垫，做简单瑜伽、脊柱平衡操等脊柱和四肢牵拉练习，以微汗为度。只有这样才能规避久坐少动带来的健康风险，保持并增强免疫力。

59. 疫情期间在饮食营养方面应当注意什么？

合理饮食有利于增强免疫力，进而降低病毒感染风险。

● 每天摄入适量高蛋白食物，包括鱼、肉、蛋、奶、豆类和坚果，在平时的基础上加量；不吃野生动物（即野味）。不要吃生鸡蛋，不喝生蛋清，也不要煮溏心鸡蛋，尤其是对于抵抗力较低的婴幼儿、孕妇及老年人。其次，鸡蛋在烹饪之前，也务必先清洗蛋壳。

● 每天吃新鲜蔬菜和水果，在平时的基础上加量。

● 适量多饮水，每天不少于 1 500 毫升。

● 食物种类、来源及色彩丰富多样，每天不少于 20 种食物；不要偏食，荤素搭配。

● 保证充足营养，在平时饮食的基础上加量，既要吃饱，又要吃好。

● 饮食不足、老人及慢性消耗性基础疾病患者，建议增加商业化肠内营养剂（特医食品），每天额外补充不少于500大卡。新型冠状病毒肺炎流行期间不要节食，不要减重。

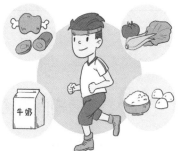

● 新型冠状病毒肺炎流行期间，建议适量补充复方维生素、矿物质及深海鱼油等保健食品。

60. 疫情期间在睡眠方面需要注意什么？

睡眠不足或过多睡眠都不利于身体健康，所以在休假期间，要保持作息规律，让自己有充分的的睡眠保障，每天能够休息 6 ～ 9 个小时。

基本知识

1. 什么是新型冠状病毒肺炎？

冠状病毒是一种在动物与人类之间传播的人畜共患病毒，在自然界中广泛存在。由于它们在电子显微镜下头戴"皇冠"，所以将其命名为冠状病毒。

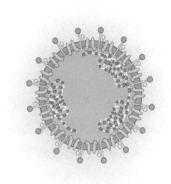

新型冠状病毒是以前从未在人体中发现的冠状病毒新毒株。世界卫生组织将此次中国武汉检出的病毒命名为"COVID-19"。

2019 新型冠状病毒属于 β 属的新型冠状病毒，有包膜，颗粒呈圆形或椭圆形，常为多形性，直径为 60 ～ 140 纳米，其基因特征与严重急性呼吸综合征相关的冠状病毒（SARSr-CoV）和中东呼吸综合征相关冠状病毒（MERSr-CoV）有明显区别。

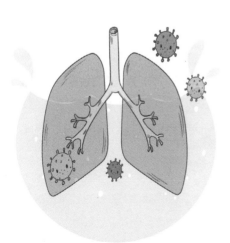

新型冠状病毒肺炎是指新型冠状病毒感染导致的肺炎。人感染了新型冠状病毒后，常见体征有呼吸道症状，包括咳嗽、气促、呼吸困难，还有消化道症状及全身症状（如乏力）。在较严重的病例中，感染可导致肺炎、严重呼吸道感染、呼吸衰竭，甚至死亡。

2. 新型冠状病毒肺炎的主要传播途径有哪些?

任何一种传染病的传播都必须满足三个环节,即传染源、传播途径、易感者(易感人群)。这三个环节是构成传染病在人群中发生和流行的生物学基础,只有这三个环节同时存在,传染病才可能造成传播与流行,而只要切断其中的任何一个环节,传染病就不能传播与流行。例如,接种疫苗就是为了保护易感人群,从而不得传染病。新型冠状病毒肺炎的传播途径,最初可能来源于野生动物,目前已发现可以人传人,主要包括飞沫传播(打喷嚏、咳嗽等)、气溶胶传播和物体表面接触传播(用接触过病毒的手挖鼻孔、揉眼睛等)三种,也存在粪口传播的风险。

表 1 新型冠状病毒肺炎的三种传播途径

传播途径	传播方式
飞沫传播	患者打喷嚏、咳嗽、说话的飞沫,乃至呼出的气体,近距离接触直接吸入可以导致感染
气溶胶传播	飞沫混合在空气中,形成气溶胶,吸入后导致感染
物品表面接触传播	飞沫沉积在物品表面,手接触污染后,再接触口腔、鼻腔、眼睛等黏膜,导致感染

3. 新型冠状病毒肺炎的主要早期症状有哪些？

新型冠状病毒感染的一般症状有发热、乏力、干咳，逐渐出现呼吸困难；部分患者起病症状轻微，甚至可无明显发热。严重症状有急性呼吸窘迫综合征、脓毒症休克、难以纠正的代谢性酸中毒、凝血功能障碍。除了以上发病症状外，还有可能发病症状"不典型"，例如仅以消化系统症状为首发表现，如轻度乏力、精神差、恶心呕吐、腹泻；以神经系统症状为首发表现，如头痛；以心血管系统症状为首发表现，如心慌、胸闷等；以眼科症状为首发表现，如结膜炎；或仅有轻度四肢或腰背部肌肉酸痛等。

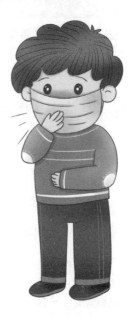

4. 如何区分普通感冒、流行性感冒与新型冠状病毒肺炎？

新型冠状病毒肺炎早期患者存在的头痛、鼻塞、打喷嚏、咳嗽等症状，普通感冒和流行性感冒也有，但它们之间其实是有明确区别的。下表从不同方面具体列举了三种病症的区别。

表 2　普通感冒、流行性感冒与新型冠状病毒肺炎的区别

	普通感冒	流行性感冒	新型冠状病毒肺炎
病原体	鼻病毒等多种病原体	流行性感冒病毒	新型冠状病毒（COVID-19）
一般症状	咽痛、喷嚏、流涕、鼻塞、咳嗽等	发热、头痛、肌痛和全身不适	以发热、乏力、干咳为主，少数患者伴有鼻塞、流涕、咳嗽
发热症状	一般无发热或只有低热	高热可达 39 ~ 41℃	部分患者仅表现为低热，重型、危重型患者病程中可为中低热，甚至无明显发热
全身症状	一般没有	全身肌肉酸痛	病情加重会有头痛、肌肉酸痛、关节酸痛，气促、呼吸困难、胸闷、结膜充血、恶心、呕吐、腹泻、腹痛
自愈情况	一般 5 ~ 7 天自愈	有自限性，但易引发肺炎等并发症	目前存在轻症病例和无症状感染者，多在 1 周后恢复
流行性	小规模传染，一般不流行	大范围流行	（1）发病前 14 天内有武汉市或其他有本地病例持续传播地区的旅行史或居住史；（2）发病前 14 天内曾接触过来自武汉市或其他有本地病例持续传播地区的发热或有呼吸道症状的患者；（3）存在聚集性发病或与已确诊病例、轻症病例和无症状感染者有流行病学关联
易感人群	各类人群普遍易感，全年皆可感染	老年人、儿童、慢性病患者	人群普遍易感，老年人及有基础疾病者感染后病情较重，儿童及婴幼儿也有发病

来自：腾讯网，https://new.qq.com/omn/20200201/20200201A0KV7Z00.html

5. 哪些人群是新型冠状病毒肺炎的敏感人群?

所有人群普遍对新型冠状病毒易感,但是否感染还取决于接触机会。老年人及有基础疾病者感染后病情较重。

6. 哪些人群属于新型冠状病毒肺炎的密切接触者?

- 与病例共同居住、学习、工作或其他有密切接触的人员。
- 诊疗、护理、探视病例时,未采取有效防护措施的医护人员、家属或其他与病例有类似近距离接触的人员。
- 病例同病室的其他患者及其陪护人员。
- 与病例乘坐同一交通工具并有近距离接触的人员。
- 现场调查人员,经评估认为符合条件的人员。

7. 什么是新型冠状病毒的无症状感染者?

目前,在对病例密切接触者的观察过程中,发现有一些观察对象未表现上述相关症状,但是新型冠状病毒核酸检测呈阳性,还有一些病人发热不明显, 偶尔干咳或者乏力,被称为无症状感染者。由于无症状感染者也具有一定病毒传播力,因此要严格进行隔离和医学观察。

8. 怀疑自己感染了新型冠状病毒怎么办?

首先不要去人群密集的地方,戴上口罩,与家人保持好距离,注意通风,注意个人卫生,到就近的定点救治医院发热门诊就诊。就诊时主动告诉医生接触过哪些人,配合医生开展流行病学调查。

9. 怀疑身边人感染了新型冠状病毒怎么办？

如果怀疑身边的人感染了新型冠状病毒，首先要戴好口罩，与其保持好一定距离，同时建议对方戴好口罩，到就近的定点救治医院发热门诊接受治疗。

10. 有其他疾病是否该去医院就医？

如果可以自我康复或自行诊治疾病，建议在家中自行治疗，避免前往医院造成交叉感染。如必须前往医院就医，必须佩戴口罩，应在进入医院前观察医院发热门诊位置，避免错误靠近发热门诊附近的病人，同时避免与其他有呼吸道病症的人有近距离接触，离开医院后密切注意自身是否出现发热及咳嗽等症状。

11. 疫情爆发期间，如何调整自己的心态？

● 关注可靠信息，学习科学知识，不要盲目恐惧。

● 维持规律作息，合理安排生活，追求内心充实。

● 科学调适心理，摆脱负性情绪，保持平和心态。

12. 如何正确获取疫情信息？

通过政府、权威机构发布的信息，了解本次新型冠状病毒肺炎疫情、防控知识等相关信息。减少对疫情消息的过度关注，减少不科学信息对自己的误导，不信谣、不传谣，对散播谣言的行为坚决抵制和纠正。

结　语

　　万众一心，没有翻不过的山；心手相牵，没有跨不过的坎。疫情就是命令，防控就是责任。疫情发生以来，党中央高度重视，始终把人民群众的生命安全和身体健康放在第一位，有关部门各司其职，军队积极支援地方疫情防控，各地区成立了党政挂帅的领导小组，广大医务人员无私奉献、英勇奋战，广大人民群众众志成城、团结奋战，打响了疫情防控的人民战争，打响了疫情防控的总体战，全国形成了全面动员、全面部署、全面加强疫情防控工作的局面。在党中央集中统一领导下，在各方面共同努力下，防控工作正有力开展。普通大众人群应坚定必胜信念，更加团结，更加坚强，共克难关，共托希望，为夺取疫情防控胜利贡献力量，齐心协力打赢疫情防控阻击战！

参考文献

[1] 中国疾病预防控制中心.新型冠状病毒的肺炎公众防护指南.北京：人民卫生出版社，2020.

[2] 国务院关于印发不同风险人群防护指南和预防新型冠状病毒感染的肺炎口罩使用指南的通知.

[3] 中国疾病预防控制中心.新型冠状病毒感染的肺炎诊疗方案（试行第四版）.2020.

[4] 中国疾病预防控制中心.公共场所新型冠状病毒感染的肺炎卫生防护指南.2020.

[5] 段小丽.暴露参数的研究方法及其在环境健康风险评估中的应用.北京：科学出版社，2011.

[6] 环境保护部.中国人群环境暴露行为模式研究（成人卷）.北京：中国环境出版社，2013.

[7] 新型冠状病毒感染肺炎防控漫画（第一季）.

[8] 新冠病毒感染饮食营养专家建议十条.

[9] 新型冠状病毒肺炎疫情防控之家庭食品安全与营养建议.

[10] 中国疾病预防控制中心.预防新型冠状病毒感染口罩选择与使用技术指引.2020.

北京科技大学
环境暴露与健康研究中心

北京科技大学环境暴露与健康研究中心以"减少暴露,改善健康"为宗旨,长期致力于"环境污染人体暴露与健康风险评估"领域,在暴露行为模式、暴露测量和健康风险评估、"环境污染的健康效应"以及"环境基准、环境健康风险评估与管理相关标准及政策"等方面深入开展了前瞻性、系统性的研究工作。在环境保护部(现生态环境部)的支持之下,该中心负责人段小丽教授牵头组织开展我国首次全国范围内大规模的"中国人群环境暴露行为模式研究",编制我国首套人群暴露参数手册,主编了《暴露参数调查技术规范》(HJ 877—2017)、《暴露参数调查基本数据集》(HJ 968—2019)等标准,相关技术成果"区域环境污染人群暴露风险防控技术及其应用"获得"2018 年国家科学技术进步奖二等奖",为我国环境暴露评价和健康风险防范提供了重要的科技支撑。

中国环境科学研究院
环境基准与风险评估国家重点实验室

中国环境科学研究院环境基准与风险评估国家重点实验室是我国生态环境系统唯一的国家重点实验室，也是我国生态环境领域为数不多的重点实验室之一。重点实验室于 2011 年获科技部批准建设，2014 年通过验收，2015 年通过科技部组织的第一次综合评估。

实验室紧密围绕环境基准与风险评估领域研究的发展趋势，以国家战略目标和重大科技需求为导向，以提升原创性的基础和应用基础研究能力为目标，以建设具有国际影响的开放型环境基准与风险评估高层次优秀人才培养基地和具有国际影响力的创新团队为主要任务，从"区域／流域环境质量演变规律和分区理论""环境基准""环境风险评估理论与技术"三个方向开展基础、应用基础研究和基础性工作。

新形势下，实验室紧紧围绕国家生态文明建设和污染防治攻坚战的战略目标，面向国际科技前沿，在环境质量演变、环境基准和风险评估新理论、新技术，以及管理支撑关键技术等方面开展创新研究，充分发挥行业部门国家重点实验室的特点和优势，形成目标导向型的基础研究特色，为国家生态环境保护精准化管理和生态环境风险管控提供有力支撑。